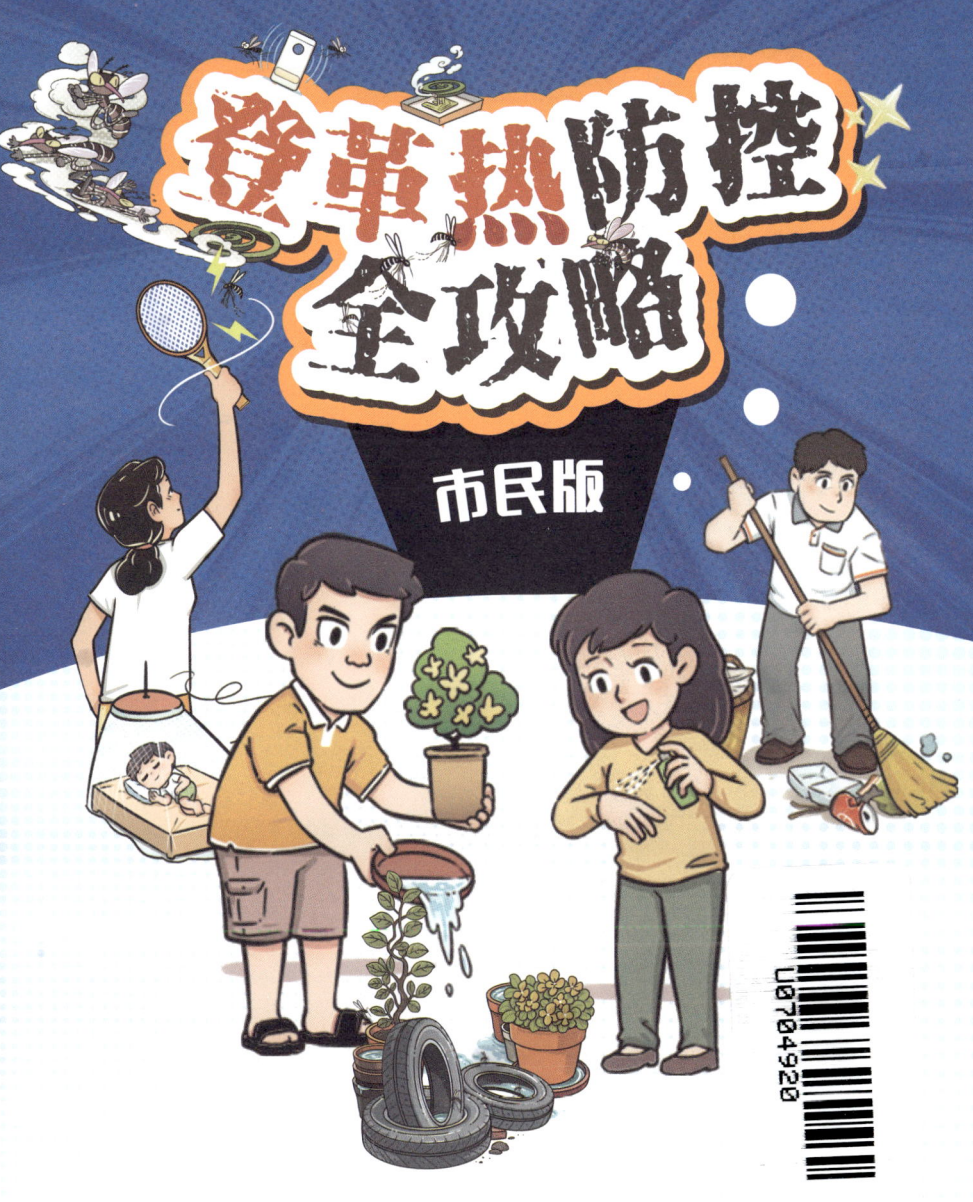

图书在版编目（CIP）数据

登革热防控全攻略：市民版 / 广州市疾病预防控制中心，广东省疾病预防控制中心编著；袁俊等主编. -- 广州：广东人民出版社，2025.6. -- ISBN 978-7-218-18595-8

Ⅰ．R512.8

中国国家版本馆CIP数据核字第2025K9C116号

DENGGERE FANGKONG QUANGONGLÜE（SHIMINBAN）
登革热防控全攻略（市民版）

广州市疾病预防控制中心　广东省疾病预防控制中心　编著
袁　俊　康　敏　王剑莉　张　萌　主编　　版权所有　翻印必究

出 版 人	：肖风华

策划编辑	：曾玉寒
责任编辑	：李宜励　廖智聪
装帧设计	：奔流文化
责任技编	：吴彦斌　赖远军

出版发行	：广东人民出版社
地　　址	：广州市越秀区大沙头四马路10号（邮政编码：510199）
电　　话	：（020）85716809（总编室）
传　　真	：（020）83289585
网　　址	：https://www.gdpph.com
印　　刷	：佛山市迎高彩印有限公司
开　　本	：889 mm×1194 mm　1/32
印　　张	：2.5　字　　数：70千
版　　次	：2025年6月第1版
印　　次	：2025年6月第1次印刷
定　　价	：28.00元

如发现印装质量问题，影响阅读，请与出版社（020-85716849）联系调换。
售书热线：020-87716172

编委会

- 主　编：袁　俊　康　敏　王剑莉　张　萌

- 副主编：沈纪川　刘艳慧　谭小华　赵　莹

- 编　委：（按照姓氏笔画排序）
  　　　　方洪秀　邓　惠　刘　通　刘文辉
  　　　　李晓宁　张月铃　罗　敏　罗　雷
  　　　　梁杰祥　谢瑞萍　蒙柳燕

- 主　审：罗会明

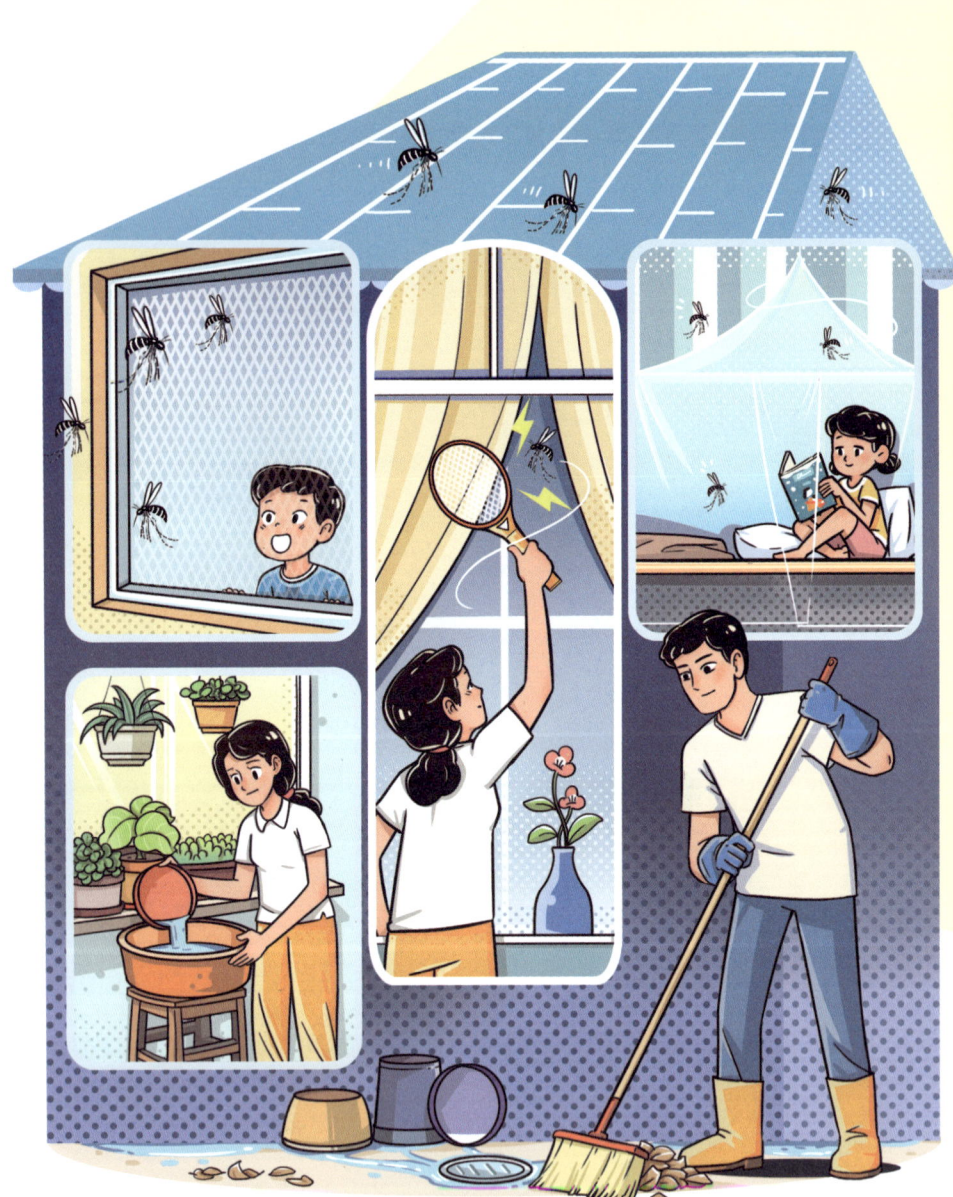

目录

001　第一章　认识登革热

002　　第一节　什么是登革热？
007　　第二节　登革热的临床表现
014　　第三节　登革热的预防和治疗

019　第二章　认识蚊虫

020　　第一节　传播登革热的蚊虫是什么？
024　　第二节　伊蚊成蚊的其他习性

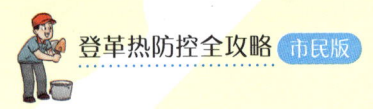

031　第三章　认识孳生地

032　　第一节　家庭常见孳生环境及清理方法
044　　第二节　其他场所常见孳生环境

053　第四章　如何防蚊灭蚊

054　　第一节　居家如何防蚊灭蚊？
059　　第二节　户外如何防蚊？

061　第五章　出现病例后怎么办

062　　第一节　怀疑感染登革病毒怎么办？
066　　第二节　家里有人感染登革病毒怎么办？
070　　第三节　社区出现登革热患者怎么办？

第一章
认识登革热

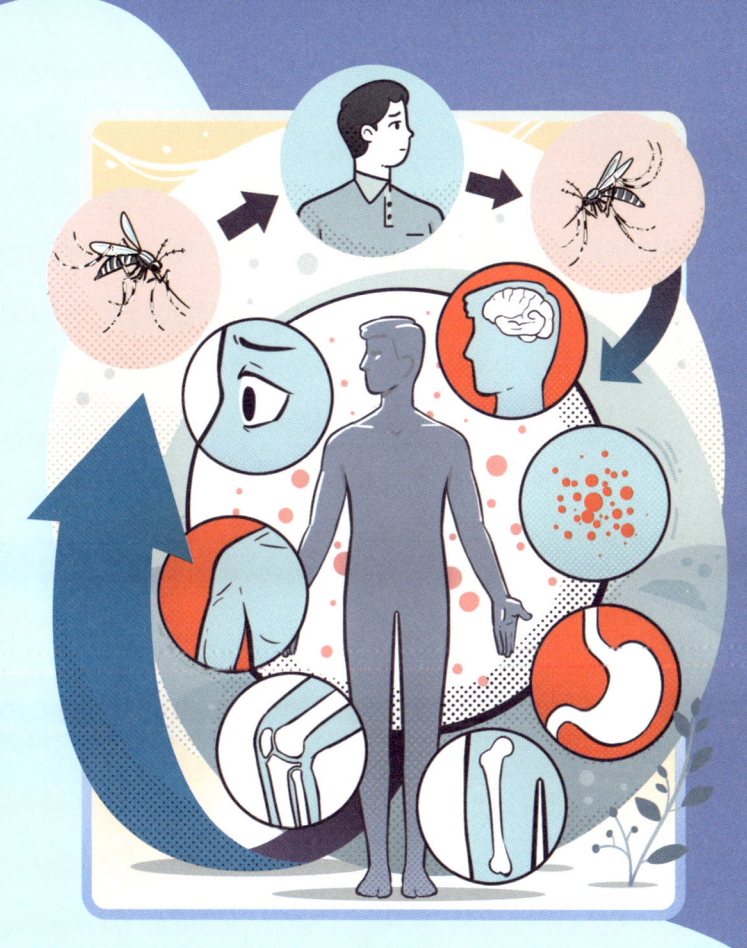

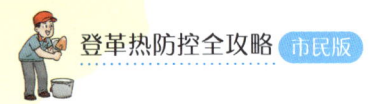
登革热防控全攻略 市民版

第一节
什么是登革热？

一、登革热是新的传染病吗？

登革热不是新的传染病，它是由登革病毒引起、通过白纹伊蚊或埃及伊蚊叮咬传播的急性传染病，是《中华人民共和国传染病防治法》规定的乙类传染病。该病于1779年在埃及开罗、印度尼西亚雅加达及美国费城被发现，症状以高热、严重的骨痛和背痛为主，研究者根据其症状，将其命名为"关节热"或

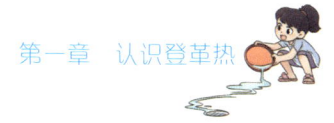

第一章 认识登革热

"骨折热"。1869年由英国伦敦皇家内科学会命名为登革热。2019年被世卫组织列为年度全球十大健康威胁之一。目前登革热已成为全球最为常见的蚊媒传染病。

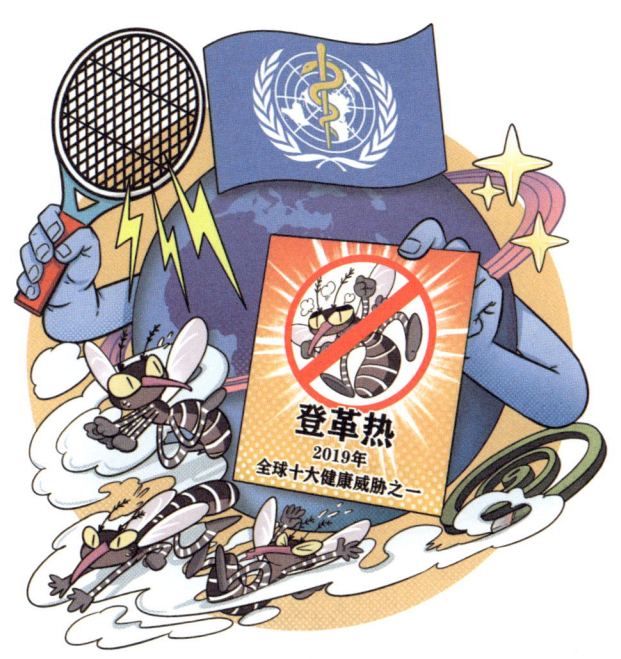

二、登革热是怎么传播的？

登革热的传播模式以"伊蚊→人→伊蚊"为主，世界范围内埃及伊蚊是最主要的传播媒介，在我国以白纹伊蚊为主，分布更广泛。登革热患者、隐性感染者、带病毒的非人灵长类动物是登革热的主要传染

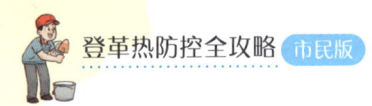

源。病人在发病前1天和病后5天内为病毒血症期,其间有传染性,病人被雌性伊蚊叮咬后可能引起传播。有研究显示,登革热隐性感染者的病毒血症水平低于登革热患者,但也可以作为传染源,而且隐性感染者占比更高,作为传染源的意义更大。

当雌性伊蚊叮咬感染者后,病毒随血液进入蚊子体内,经过8~10天(称为外潜伏期)的增殖后获得感染力,当它再次叮咬人时,即将病毒传给另一个人。

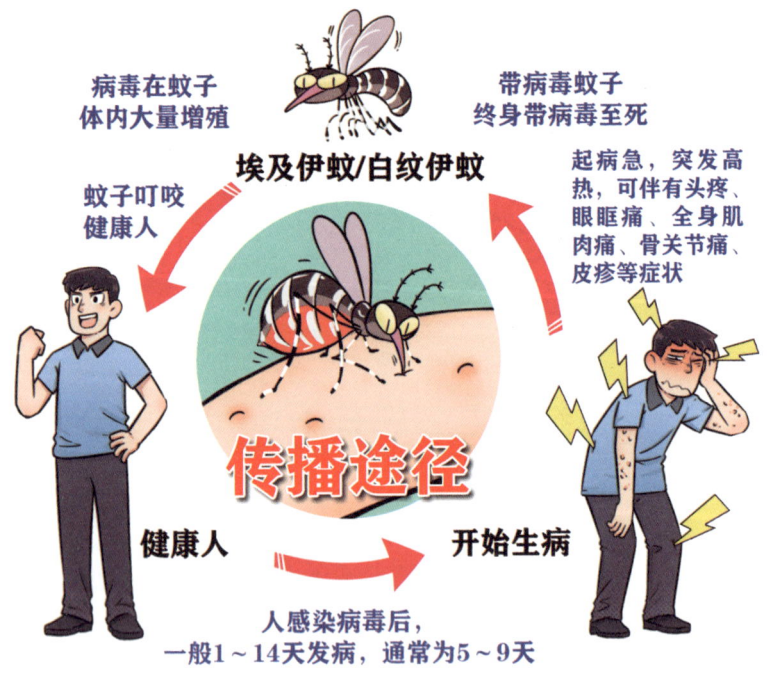

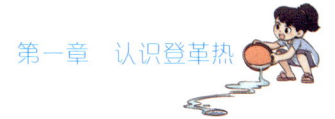

第一章　认识登革热

正在吸感染者的血的蚊子受到干扰时，如果立刻吸食附近易感者的血，通常认为，这种情况几乎不可能立即把病毒从前一个人传给后一个人（机械性传播）。

三、感染登革病毒后会终身免疫吗？

登革病毒有4种血清型。人被登革病毒感染后，可对相同血清型病毒产生持久免疫力，但对不同血清型病毒感染不能形成有效保护。应当重视的是，二次感染不同血清型的登革病毒发生重症和死亡的风险会更高。

四、登革热在哪些地方流行？

登革热在全球热带、亚热带等媒介伊蚊分布地区广泛流行，波及100多个国家和地区。拉丁美洲、西太平洋、东南亚、东地中海等地区，登革热传播可常年发生。其中，拉丁美洲、西太平洋和东南亚等地区登革热疫情最为严重，亚洲地区报告了全球约70%的登革热病例数量。

我国登革热疫情主要为境外输入个案，或由境外输入引发本地暴发。广东、云南、福建、浙江、广西、海南等多个省区曾多次发生输入引发的本地传播登革热疫情。近年来，我国输入引发的本地疫情累及地区呈扩大趋势，有从南方亚热带地区向中、北部温带地区扩散的倾向。疫情在夏秋季高发，广东省登革热病例一般从5月份开始逐渐增多，8—11月份为发病高峰期。各年龄段人群均可发病，以青壮年为主。

第一章 认识登革热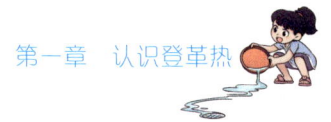

第二节
登革热的临床表现

一、感染登革病毒后会有哪些表现？

被携带登革病毒的蚊子叮咬之后，经过1~14天的时间，通常是5~9天会出现临床症状，显性感染者临床表现复杂多样，多数病情较轻，类似于流感，发热较低，全身疼痛较轻，皮疹稀少甚至没有皮疹。部分人群会出现典型的登革热症状，少数病例为重症登革热，表现为严重出血、休克及重要脏器损伤。

约有75%～80%的感染者为隐性感染，无自我觉察的临床症状，但血液中存在病毒，可通过伊蚊叮咬传播病毒。

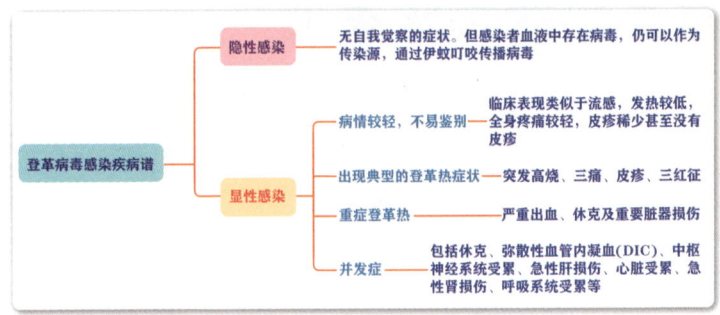

二、典型的登革热有哪些临床表现？

典型的登革热临床表现常包括"突发高烧、三痛、皮疹、三红征"。

1. 突发高烧

发热是登革热最常见的临床表现之一，24小时内体温可达39℃以上，一般持续3～7天。部分病例于发热3～5天后体温降至正常，1～3天后再次升高，表现为"双峰热"。

2. 疼痛

感染者在发热时常伴随剧烈头痛、眼眶痛、全身肌肉骨骼关节疼痛及明显乏力，可伴有恶心、呕吐、腹痛及腹泻等消化道症状。其中，头痛、眼眶痛及全身肌肉骨骼关节痛通常被称为"三痛"。

3. 皮疹

在病程第3～6天，部分感染者的颜面和四肢可见充血性皮疹或点状出血疹。典型皮疹为四肢针尖样出血点及"皮岛"样表现（融合成片的红色斑疹，其中可见散在小片正常皮肤），部分病例皮疹伴有皮肤瘙痒，但不脱屑。皮疹会持续3～5天。

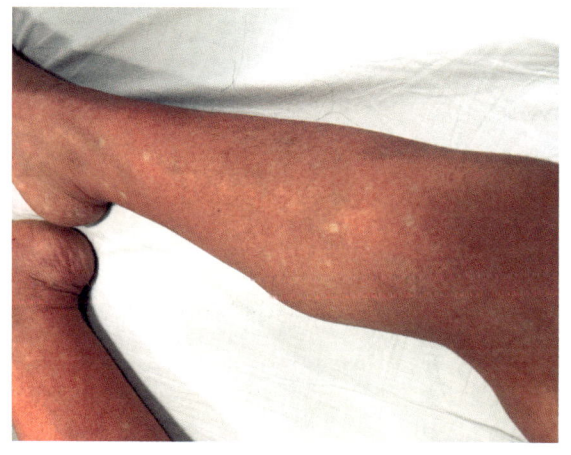

下肢皮肤充血，出现红色斑疹、出血点，有"皮岛"现象

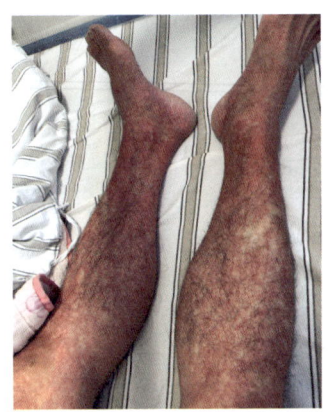
皮肤出血性皮疹

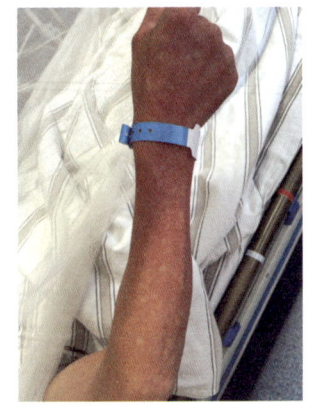
皮肤红色斑疹，内有"皮岛"现象

4. 出血

部分感染者会有出血的表现，比如面部、颈部、胸部潮红，通常被称为"三红征"。有的患者甚至会出现眼结膜充血、皮下出血、注射部位瘀点、牙龈出血、鼻出血等。

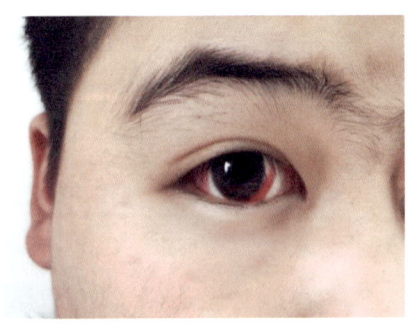

5. 血常规表现

登革病毒感染可抑制骨髓造血功能，导致白细胞、血小板减少，进而出现出血倾向。有研究显示，有60%的登革热患者会出现白细胞减少，96%的登革热患者会出现血小板减少。登革热患者的白细胞计数从病程早期开始下降，第4～5天降至最低，血小板计数下降的幅度与病情严重程度成正比。患者进入恢复期后，白细胞及血小板计数回升，血象恢复正常。

三、轻型登革热的症状和流感有什么不同？

轻型的登革热与流行性感冒的症状相似，都有发热、疲乏、疼痛等表现，很容易混淆。但流感一般会在接触患者后发病，好发于冬、春季节，且多伴有咽痛、流涕、咳嗽、打喷嚏等呼吸道感染症状。登革热感染者，发病前有蚊虫叮咬史，好发于天气炎热时，无呼吸道症状，且一半以上的人会出现皮疹，有时会有皮肤发红、皮下出血点表现。

四、感染登革热会危及生命吗？

大多数登革病毒感染者只表现出轻微的或不明显

的临床症状，早发现、早诊断，及早采取有效对症治疗措施，绝大多数感染者一般预后良好，通常会在一周左右痊愈。但重症登革热患者可表现为严重出血、休克及肝脏、肾脏、心脏、神经系统等重要脏器损伤，甚至死亡。

老年人，晚期妊娠女性，有糖尿病、高血压、冠心病、消化性溃疡、慢性呼吸系统疾病、慢性肾病、慢性肝病和地中海贫血等基础疾病者，肥胖或严重营养不良者，以及二次感染者是重症登革热的高危人群。

五、登革热有哪些检测方法？

登革热检测方法主要分为病原学检测和血清学检测两大类。

病原学检测主要适用于急性期血液标本：

（1）抗原检测。一般发病后7天内血液标本中NS1抗原检出率高，可用于早期诊断。

（2）核酸检测。一般发病后5天内血液标本病毒核酸检出率高，在患者血清中检出病毒核酸，可确诊而且能够分型，亦可用于早期诊断。

（3）病毒分离。一般发病后5天内血液标本病毒分离率较高，分离到登革病毒即可确诊，但操作耗时较长。

血清学检测适用于发病5天以后的血液样本：

血清特异性IgM抗体阳性，提示受检者可能新近感染；血清特异性IgG抗体阳性，提示受检者曾感染登革病毒；若恢复期血清抗体效价比急性期血清抗体效价有4倍或以上增长，可确诊近期存在登革病毒感染。

第三节
登革热的预防和治疗

一、如何预防登革热？

登革热主要通过白纹伊蚊或埃及伊蚊叮咬传播，国内目前尚无经过审批注册的登革热疫苗可供使用，因此避免蚊虫叮咬是预防登革热的关键。以下是预防登革热感染和传播的一些关键措施。

第一章 认识登革热

1. 清理住家及周围积水,保持环境整洁。比如水生植物要定期换水洗瓶或改为土培,避免花盆底盘留有积水。

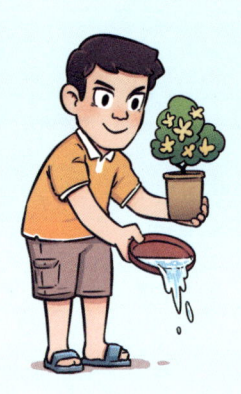

2. 外出尽量穿浅颜色的长袖衣裳和长裤,减少皮肤暴露,在外露的皮肤上涂蚊虫驱避剂。

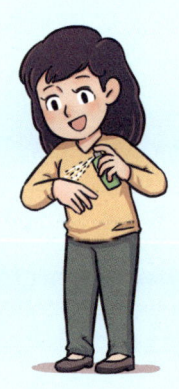

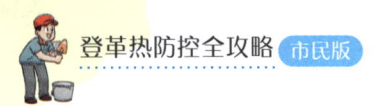

登革热防控全攻略 市民版

3. 安装纱门纱窗，睡觉时使用蚊帐、蚊香或电驱蚊器等产品。

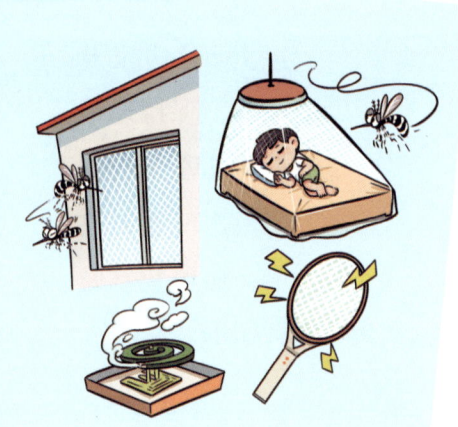

4. 蚊虫叮咬高峰期（早上7～10点和下午4～7点）减少外出，如需外出，尽量避免在树荫、草丛等蚊虫栖息的阴暗潮湿处逗留过久。

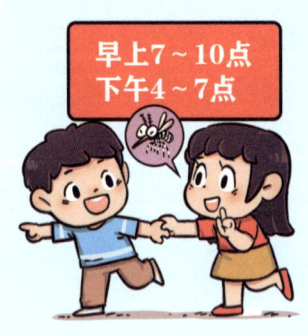

二、感染登革病毒后如何治疗？

目前还没有针对登革热的特效抗病毒治疗药物。治疗登革热的方法主要是对症治疗和支持治疗。

一般治疗：急性期应卧床休息，清淡饮食，在有防蚊设备的病室中隔离治疗。

对症治疗：（1）退热。以物理降温为主。高热不退者可使用对乙酰氨基酚等退热药物，避免使用阿司匹林（阿司匹林可能加重出血倾向）。（2）补液。轻症患者以口服补液为主。适当进流质食物，对频繁呕吐、进食困难或血压低的患者，应及时静脉输液。（3）镇静止痛。主要为对症处理。

治疗原则是早发现、早诊断、早治疗、早防蚊隔离。重症病例的早期识别和及时救治是降低病死率的关键。

第二章
认识蚊虫

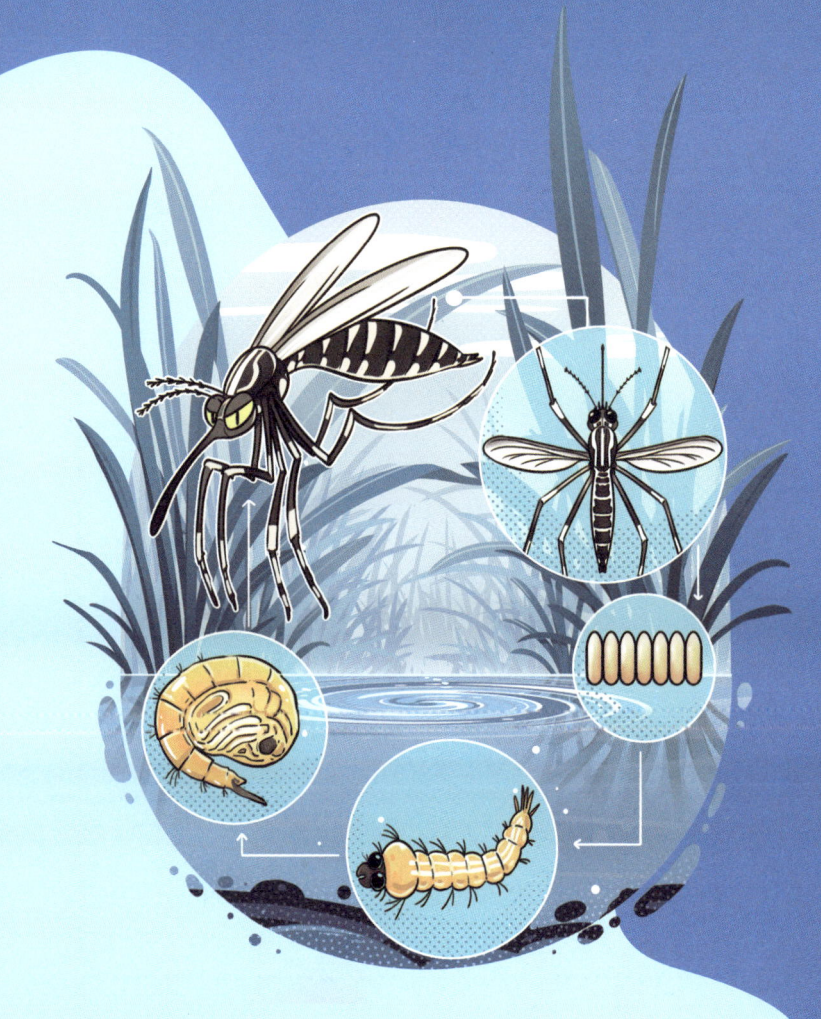

第一节
传播登革热的蚊虫是什么?

一、传播登革热的蚊虫长什么样?

登革病毒通过带毒雌蚊叮咬传播给人类。世界范围内埃及伊蚊是最主要的传播媒介,在我国以白纹伊蚊为主,分布广泛。

伊蚊,又称"虎蚊"或"花斑蚊"。这个外号源于它们身体上鲜明的黑白斑纹,既体现了其独特性,也暗喻了它们的危险性。其分布最初仅局限于热带与亚热带,随着全球化浪潮与人类活动范围的不断扩张,如今除了冰雪覆盖的南极洲外,伊蚊几乎遍布全球各大洲。伊蚊家族中的埃及伊蚊和白纹伊蚊是多种病毒的主要传播媒介,这些病毒包括但不限于登革病毒、黄热病毒、寨卡病毒以及基孔肯雅病毒等。在我国,白纹伊蚊是登革热传播的主要媒介,而埃及伊蚊由于在国内分布较少,相比之下不是主要传播媒介。

白纹伊蚊"背部"有一条明显的白色条纹

埃及伊蚊和白纹伊蚊的身体和腿上都有黑白相间的花纹

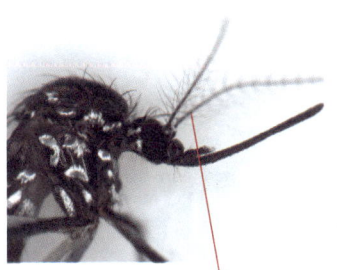

雌蚊触角毛稀而疏

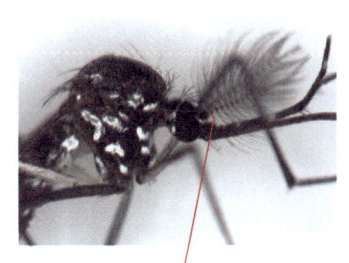

雄蚊触角毛浓而密

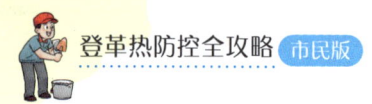

二、伊蚊的生命周期

伊蚊的生命周期普遍包含四个关键阶段：

卵：成蚊在各种水体表面或潮湿的地方产卵，卵在水中1～2天后孵化为幼虫。

幼虫（又称"孑孓"）：幼虫生活在水中，以水中的微生物和有机物为食，一般5～7天后成长为蛹。

蛹：此阶段也生活在水中，2～3天后羽化为成蚊。

成蚊：雄蚊和雌蚊会在羽化后1～2天完成交配。随后，雌蚊寻找宿主吸血，在吸饱血后寻找水、土壤或植物根部等潮湿环境产卵。雄蚊虽然不吸血，但在蚊虫繁殖中发挥重要作用，因此需一并防控。

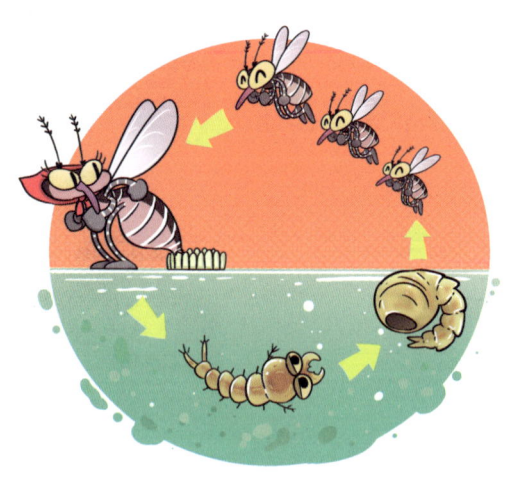

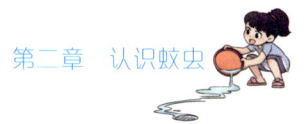

实验室适宜情况下，白纹伊蚊雄蚊平均寿命为20天，雌蚊的平均寿命为45天。

三、伊蚊喜欢在哪些地方产卵？

伊蚊多将卵产于树洞、竹筒、叶腋、缸罐、石穴、坑洼地等小型积水中（常称为蚊虫孳生地）。白纹伊蚊很好地适应了城市环境，在城市居民区，其孳生地主要是盆景及其托盘、水生植物容器、闲置容器、小区绿化带废弃物及停车场积水等。白纹伊蚊的卵具有很强的抗干旱能力，能在干燥环境中存活数月之久，一旦接触水源（如雨水、人工容器积水），卵会迅速孵化。

白纹伊蚊中的雌蚊还有"跳跃式产卵"的习性，即雌蚊不会把蚊卵都产在一个孳生地，而是在营养丰富的地方多产一些，然后转去其他孳生地分散产卵，这种不把"鸡蛋放一个篮子里面"的产卵习性，大大增加了伊蚊后代的存活概率和防控难度。

第二节
伊蚊成蚊的其他习性

一、雌蚊怎么寻找血源?

雌蚊寻找血源主要依靠三种要素:气味、二氧化碳和热量。

气味感应:蚊虫能够感应到宿主体表散发出的气味,如乳酸、尿素、氨等化学物质,这些物质在人体表面形成独特的气味轮廓,对蚊虫具有吸引力。此外,一些人类特有的气味,如护肤品、

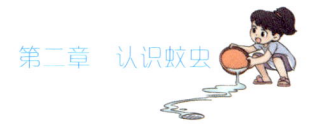

肥皂、香水等也会影响蚊虫的选择。

二氧化碳感应：人类和动物呼出的二氧化碳是蚊虫定位宿主的主要途径之一。蚊虫能够感应到空气中二氧化碳的浓度和方向，从而判断宿主的位置和距离，这种能力使得蚊虫能够在较远的距离就感知到潜在的目标，并朝着二氧化碳浓度较高的方向飞行。

体温感应：蚊虫能够感应到宿主体表的温度变化。通常，宿主的皮肤温度比周围环境高，这也是蚊虫寻找宿主的一个重要参考指标。当蚊虫靠近宿主时，它们会利用热感器官来探测宿主的体温，并朝着温度较高的方向飞行。在叮咬过程中，蚊虫还会利用触觉感知来寻找合适的皮肤区域进行叮咬。它们会轻轻触碰皮肤表面，以寻找最薄弱的部位吸血。

二、雌蚊偏爱叮咬哪类人？

体温高的人：蚊虫对温度较为敏感，体温较高的人更容易成为它们的目标，因为这类人通常代谢率也较高，会释放更多的热量和二氧化碳，这些都对蚊虫具有吸引力。

新陈代谢快的人：如儿童和孕妇，他们的新陈代谢旺盛，释放的二氧化碳和乳酸更多，因此更容易吸

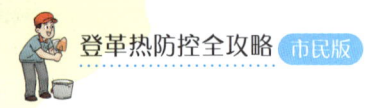

引蚊虫。

呼吸频率快的人：呼吸快的人呼出的二氧化碳多，而二氧化碳是蚊虫定位的化学信号源，能够加快蚊虫找到目标的速度。

爱出汗的人：汗液中含有一些对蚊虫具有吸引作用的气味，因此爱出汗的人更容易被蚊虫叮咬。

穿深色衣服的人：蚊虫具有趋暗的习性，深色衣服更容易吸引蚊虫。另外，深色衣服能吸收更多的热量，使体温升高，同时深色也为蚊虫提供了更好的隐蔽环境。

穿着暴露皮肤较多的人：如穿着短袖、短裤等，会暴露更多的皮肤面积给蚊虫，从而增加被叮咬的机会。

三、蚊虫有喜好的血型吗？

普遍观点认为，蚊子叮咬偏好性与血型没有直接关系。蚊虫虽然拥有灵敏的感器，但再灵敏的感器也无法从体外直接识别人的血型。

曾有个别文献报道，血型可能对蚊子选择宿主产生一定影响，但这些文献大多被撤回或其实验设计并不被科学界认可，因此结论并不可靠。

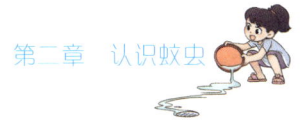

四、雌蚊在叮咬过程中是怎么传播登革病毒的？

蚊虫的下唇像可伸缩的剑鞘，其内包裹着6根分工协作的口针，包括1根食管（上唇）、1根唾液管（舌）、2根刺针（上颚）和2根锯齿刀（下颚）。在穿刺皮肤时下唇会向后卷曲，仅留口针深入组织完成吸血过程。这种结构被称为"刺吸式口器"。

蚊虫在吸血时，"上颚"通过高频振动完成皮肤穿刺，"下颚"通过锯齿结构对表皮组织进行分层切割，为口针继续深入寻找血管创造通道。"上唇"负责吸血，在吸血的同时，"舌"负责将含有舒张血

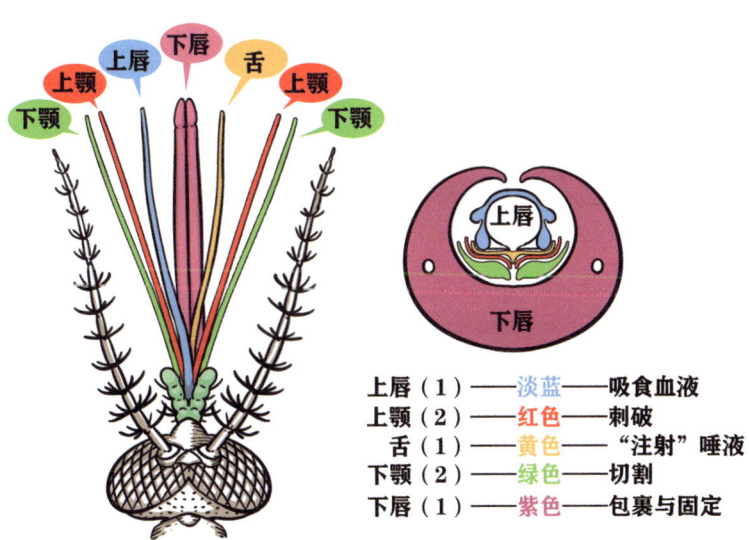

上唇（1）——淡蓝——吸食血液
上颚（2）——红色——刺破
舌（1）——黄色——"注射"唾液
下颚（2）——绿色——切割
下唇（1）——紫色——包裹与固定

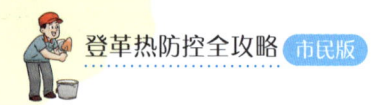

管、抗凝血及麻醉作用的化学物质的唾液注入人体，以便更快吮吸血液。唾液一方面可引起被叮咬者皮肤起包并发痒，另一方面，若蚊虫已感染登革病毒，病毒会在其体内增殖后随唾液进入人体，这正是蚊媒传染病的传播方式。

五、雌蚊的叮咬高峰是什么时间？

白纹伊蚊一般白天活动，整个白天都可以吸血，最适合活动的温度范围为20～30℃，吸血高峰在日出后两小时和日落前两小时，日落前两小时吸血更为凶猛。白纹伊蚊在夜晚有光源的情况下也会叮咬人。

六、为什么被蚊虫叮咬后会产生肿块和瘙痒？

被蚊虫叮咬后会产生肿块和瘙痒，是因为我们对蚊虫的唾液产生了过敏反应。蚊虫的唾液注入人体后，我们的免疫系统会迅速识别这种外来物质，释放一种名为组胺的物质，产生炎症反应，导致皮肤表面形成蚊虫包并有刺痒的感觉。

蚊虫唾液对神经的刺激，会促使我们想要抓挠被叮咬的区域。如果持续抓挠，会进一步刺激神经末梢，导致身体释放更多的组胺，形成一种"越挠越痒"的恶性循环。

建议大家被蚊虫叮咬后，不要过度抓挠皮肤，可以选择在叮咬处冷敷或者涂抹抗组胺的药膏，以便迅速降低红肿皮肤组织的温度，收缩毛细血管，减轻炎症反应。

七、直接拍死正在吸血的蚊虫对人体是否有危害？

与蜱虫不同，蚊的口器细而长，拍死正在吸血的蚊虫，其叮咬口器并不会留在皮肤内。因此，拍死正在叮咬的蚊虫对人体无危害。

八、蚊虫喜欢栖息在什么场所？

以白纹伊蚊为例，其在室外主要栖息在阴暗避风处，房前屋后植被茂密、有积水的地方，如缸、罐、坛的内壁，工地积水的基槽内壁，地下停车场的阴暗角落等。在室内则倾向于停留在墙上、桌椅和床下、悬挂的衣服上等。

第三章
认识孳生地

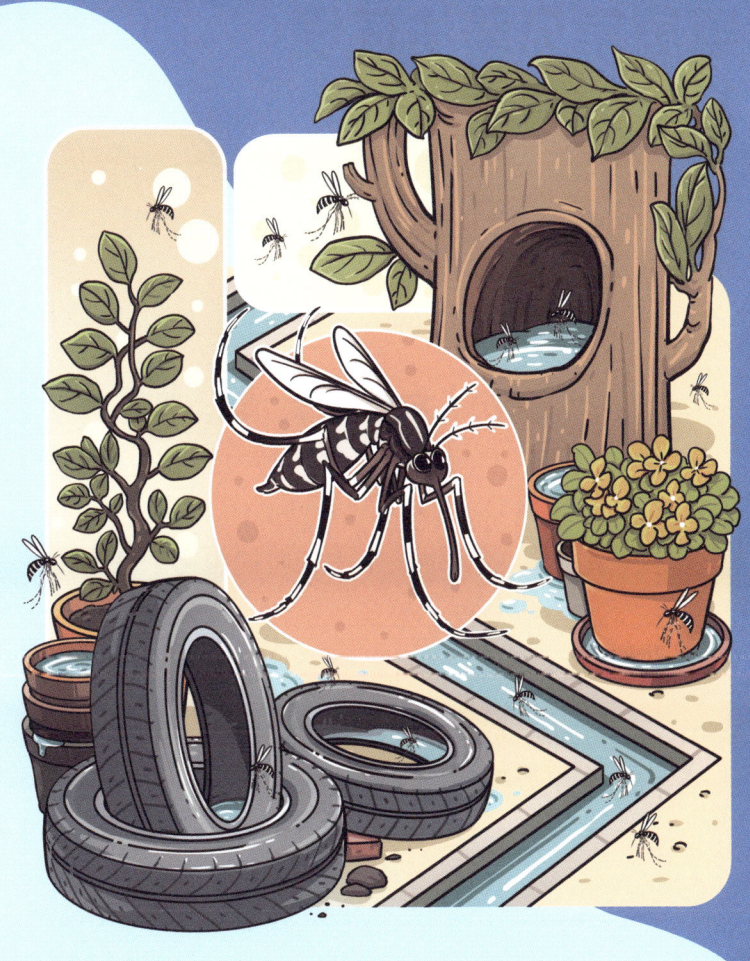

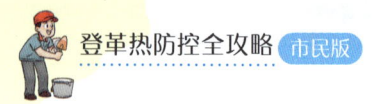

第一节
家庭常见孳生环境及清理方法

一、防蚊为什么要清积水？

雌性白纹伊蚊在水体中产卵，而后的幼虫和蛹两个生长阶段也必须在水中才能发育、生长，这些水体即为孳生地。因此，清除白纹伊蚊孳生地是防蚊灭蚊的根本措施，而清理孳生地的关键在于查找和清理各种积水。

二、白纹伊蚊喜欢在哪些积水中产卵？

白纹伊蚊是一种典型的容器型蚊种，其孳生场所多样，包括室内和室外多种人工或者天然的积水。白纹伊蚊更倾向于在清洁的小型积水中产卵。

三、生活环境中有哪些常见的积水类型？

1. 闲置或废弃容器的积水及天然形成的积水。闲置的瓶、罐、缸等各类可积水容器的积水；废弃的易拉罐、饭盒、塑料杯碗等的积水；树木/竹支架顶端、树洞、竹筒等的积水；塑料布皱褶积水；地表小积水等。

2. 人为储存或有用的积水。富贵竹等水生植物的花瓶积水；花盆和花盆托盘的积水；冰箱底部的水盘的积水；饮水机接水槽的积水；空调水收集容器的积水；饮用水缸的积水；浴室、卫生间、阳台、天台等贮水盆/桶/缸/池，喷水池，景观池，假山石窝等的积水；家禽、家畜及鸟类等的饮水槽的积水。

3. 难以清除的积水。大型水生植物花瓶/花缸的积水；废轮胎的积水；固定晒衣架的水泥桩上及其他可积水的水管的积水；屋檐排水槽、楼房反梁和雨水沟等的积水；门前屋后的沟渠等的积水。

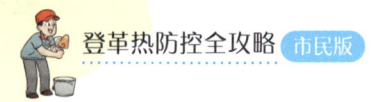

四、有哪些积水清理方法？

（一）预防积水

1. 清除卫生死角及各类垃圾。特别是清除各类闲置、废弃容器（瓶、罐、缸、易拉罐、饭盒、塑料杯碗等）及其他可形成积水的闲置、废弃物品。

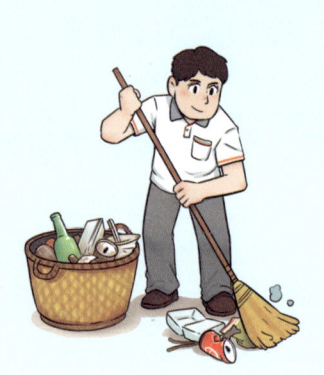

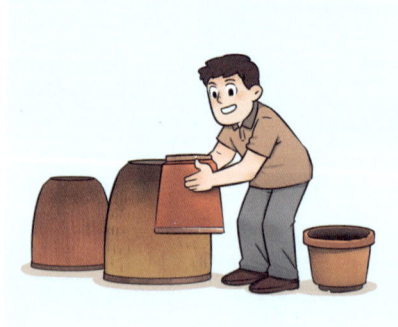

2. 翻盆倒罐。对一时无法清除的可积水容器，应存放在室内，或翻转倒扣放置并确保不会造成二次积水。

3. 预防轮胎积水。应将轮胎存放在室内或避雨的场所。如要堆放室外，应用防雨布严密遮盖，注意避免防雨布积水。对悬挂的废弃轮胎，应在轮胎底部打孔，使积水顺畅流出。

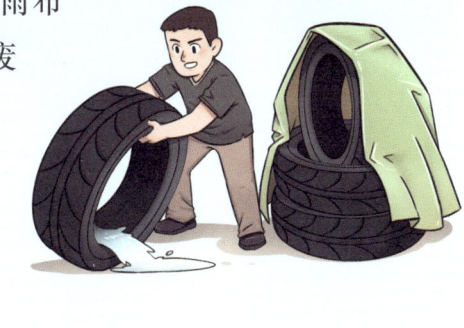

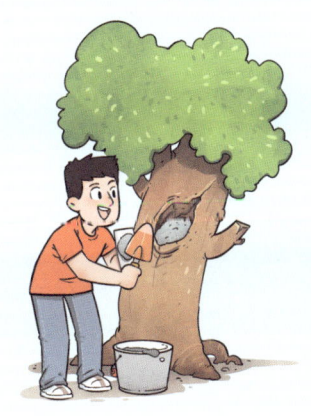

4. 预防树木/竹支架顶端、树洞、竹筒等积水。树木/竹支架顶端、树洞、竹筒用灰砂等堵塞，或对留根的竹筒采用"十"字砍刀法，使其形成裂缝而不再积水。

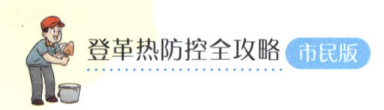

5. 疏通屋檐排水槽、楼房反梁及雨水沟和门前屋后的沟渠。每周疏通1次，排除积水。

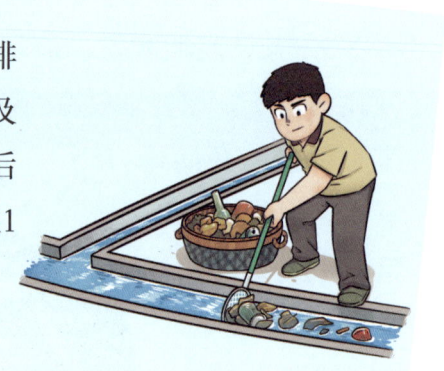

（二）人为储存或有用的积水处理

1. 饮用水等有用的积水。饮用水缸等有用积水容器要严密加盖，每周应彻底清洗1次，也可在水缸中放养食蚊鱼或金鱼等。

2. 废水收集容器的积水。对于花盆托盘、冰箱底部的水盘、饮水机接水槽、空调水收集容器等，根据实际情况，倡导不使用接水托盘。如需使用，应每3～5天将水倒掉，并彻底洗刷容器内壁。

3. 水生植物的花瓶/盆/缸等的积水。倡导使用防蚊花瓶或用沙石种养；如用敞口花瓶水养，应每3～5天换水，彻底洗刷容器内壁并冲洗植物根部。

4. 大型水生植物花瓶/缸内的积水，以及喷水池、景观池等。倡导饲养鱼或以蚊虫幼虫为食的水生昆虫，例如食蚊鱼、斗鱼、金鱼等鱼类，以及巨蚊幼虫、龙虱、松藻虫、划蝽、负子蝽等水生昆虫。

（三）难以清除的积水处理

1. 家庭室内外难以清除的积水。例如水缸、花缸等，可使用微生物治蚊。苏云金杆菌血清型14是使用比较广泛的细菌杀虫剂，它的杀虫原理是蚊虫的幼虫取食苏云金杆菌后，其伴孢晶体对蚊虫的中肠上皮细胞具有毒性，从而毒杀幼虫。国内外有大量的研究表明，苏云金杆菌血清型14对伊蚊幼虫的毒效最高（将苏云金杆菌血清型14乳油按说明书滴入各种积水中可有效杀灭蚊虫幼虫）。

还可以使用化学方法杀灭蚊虫幼虫，如按说明书标注剂量和时间间隔定期投入灭蚊幼缓释剂（1%双硫磷颗粒剂或0.5%吡丙醚颗粒剂）。

2. 废旧轮胎中难以清除的积水。在轮胎积水中倒入少量废机油，形成一层油膜。也可定期投入少量（约1克）的灭蚊幼缓释剂。

3. 药物使用安全注意事项。推荐药物虽为对人畜毒性很低的卫生杀虫剂，但也需注意安全使用。应将药物存放在儿童不易获取的地方，避免误食。投药后需洗手。另外，需注意化学杀虫剂倍硫磷的毒性较大，不宜在室内使用。世界卫生组织推荐双硫磷可以用于饮用水中，但往往由于市面上的产品含有较多杂质，导致对哺乳动物的毒性较高，因此不建议用于饮用水中。

家庭常见孳生环境及清理方法

常见孳生环境	示图	积水清理方法
闲置的瓶、罐、缸等各类可积水容器		1. 清除各类闲置、废弃容器，如废弃的易拉罐、饭盒、塑料杯碗等，以及其他可形成积水的闲置、废弃物品等； 2. 对于一时无法清除的积水容器，应存放在室内，或翻转倒扣放置并确保不会造成二次积水。
废弃的易拉罐、饭盒、塑料杯碗等		
树木/竹支架顶端、树洞、竹筒		1. 用灰砂等填平； 2. 对留根的竹筒采用"十"字砍刀法，使其有裂缝而不再积水。

（续表）

常见孳生环境	示图	积水清理方法
塑料布皱褶积水		拉扯平整，注意避免防雨布积水。
地表小积水		1. 及时清理地表小积水； 2. 对于比较深的非正常地表凹陷，及时填平。
水生植物容器积水		1. 改用防蚊花瓶或用沙石种养； 2. 如用敞口花瓶水养，应每3~5天换水，彻底洗刷容器内壁并冲洗植物根部； 3. 难以换水的情况下，养殖食蚊鱼或以蚊虫幼虫为食物的水生昆虫，或者定期投放苏云金杆菌血清型14或灭蚊幼缓释剂。

（续表）

常见孳生环境	示图	积水清理方法
花盆和花盆托盘		1. 根据实际情况，倡导不使用花盆托盘； 2. 如需使用，应每3~5天将水倒掉，并彻底洗刷容器内壁。
冰箱底部的水盘		根据实际情况，若冰箱背面缝隙可飞入成蚊，则需定期清理水盘。
饮水机接水槽		1. 根据实际情况，倡导不使用接水槽； 2. 如需使用，应每3~5天将水倒掉，并彻底洗刷容器内壁。
空调水收集容器		1. 根据实际情况，倡导不使用接水容器； 2. 如需使用，应每3~5天将水倒掉，并彻底洗刷容器内壁。

（续表）

常见孳生环境	示图	积水清理方法
饮用水缸，浴室、卫生间、阳台、天台等的贮水盆/桶/缸/池		1. 严密加盖，每周彻底清洗1次； 2. 在水缸中放养食蚊鱼或以蚊虫幼虫为食物的水生昆虫等； 3. 定期投放苏云金杆菌血清型14或灭蚊幼缓释剂。
喷水池、景观池		1. 可在水缸中放养食蚊鱼或以蚊虫幼虫为食物的水生昆虫等； 2. 定期投放苏云金杆菌血清型14或灭蚊幼缓释剂。
假山石窝		1. 用灰砂等填平； 2. 定期投放苏云金杆菌血清型14或灭蚊幼缓释剂。

（续表）

常见孳生环境	示图	积水清理方法
家禽、家畜及鸟类等的饮水槽		每3～5天换水，并彻底洗刷容器内壁。
废轮胎		1. 将轮胎存放在室内或避雨的场所； 2. 如堆放于室外，应用防雨布严密遮盖，注意避免防雨布积水； 3. 对悬挂轮胎，应在轮胎底部打孔，使积水顺畅流出； 4. 难以清除积水的，在轮胎积水中倒入少量废机油，形成一层油膜； 5. 也可定期投放灭蚊幼缓释剂。
固定晒衣架的水泥桩上及其他可积水的水管		封口或用灰砂等填平。

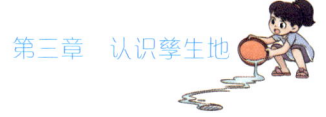

（续表）

常见孳生环境	示图	积水清理方法
屋檐排水槽、楼房反梁及雨水沟		每周疏通1次，排除积水
门前屋后的沟渠		

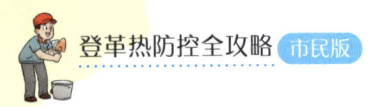

第二节
其他场所常见孳生环境

　　本节将通过图表直观地展示学校、幼儿园、公园、绿化带、花卉/菜市场、建筑工地、地下室及停车场等场所常见的蚊虫孳生环境，其清理方法可参照上个章节"家庭常见孳生环境及清理方法"。

场所	常见孳生环境	示图
地下室及停车场	排水沟	
	机械停车位底层积水	
	马达槽、集水井	
	废弃轮胎	
学校、幼儿园、公园等	草丛，花木下塑料薄膜，塑料瓶、盒、杯	

（续表）

场所	常见孳生环境	示图
学校、幼儿园、公园等	办公室及教室的各种水生植物花瓶	
	花圃及周围的闲置花盆	
	运动（活动）场所内的废弃汽车轮胎、运动器材内坑洼处	
	树木、竹支架顶端	
	楼房反梁和雨水排水沟	

（续表）

场所	常见孳生环境	示图
学校、幼儿园、公园等	喷水池、教学用水生植物养殖池	
	厕所马桶水箱	
	运动场排水沟、市政管网管道井	
空地、绿化带、道路、果园、工厂等	草丛，花木下塑料薄膜，塑料瓶、盒、杯	

（续表）

场所	常见孳生环境	示图
空地、绿化带、道路、果园、工厂等	积水的金属制品（洗衣机、冰箱、铁柜、瓶、罐）	
	积水的玻璃制品（瓶、罐、鱼缸）	
	积水的塑料管、塑料布、塑料椅、塑料袋、塑料突出物、塑料花篮、大型塑料资源回收桶	
	木箱、木盘	

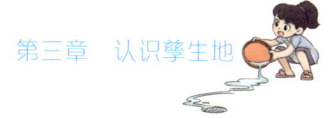

（续表）

场所	常见孳生环境	示图
空地、绿化带、道路、果园、工厂等	树洞、竹洞	
	废轮胎、废弃马桶、浴缸、安全帽、手推车、花柱凹槽、保险杆凹槽	
建筑工地	积水的容器（铁桶、塑料桶、漱洗设备）	
	地下室及地面洼地	
	支架	

（续表）

场所	常见孳生环境	示图
建筑工地	生活垃圾中的塑料薄膜，塑料瓶、盒、杯等	
市场	排水沟	
市场	楼顶	
市场	贮水的水泥槽、塑料桶、水桶等容器	
市场	地下室	

（续表）

场所	常见孳生环境	示图
市场	摊架下各种积水容器	
暂无人居住的房屋/空屋	院落杂物；屋顶有破洞或雨水可进入的房屋	
	水泥槽、水塔、冷却水塔	
	楼顶	
	废弃马桶	

（续表）

场所	常见孳生环境	示图
暂无人居住的房屋/空屋	塑料桶、水桶等容器	
	其他可积水容器	
	其他特殊孳生地	

第四章
如何防蚊灭蚊

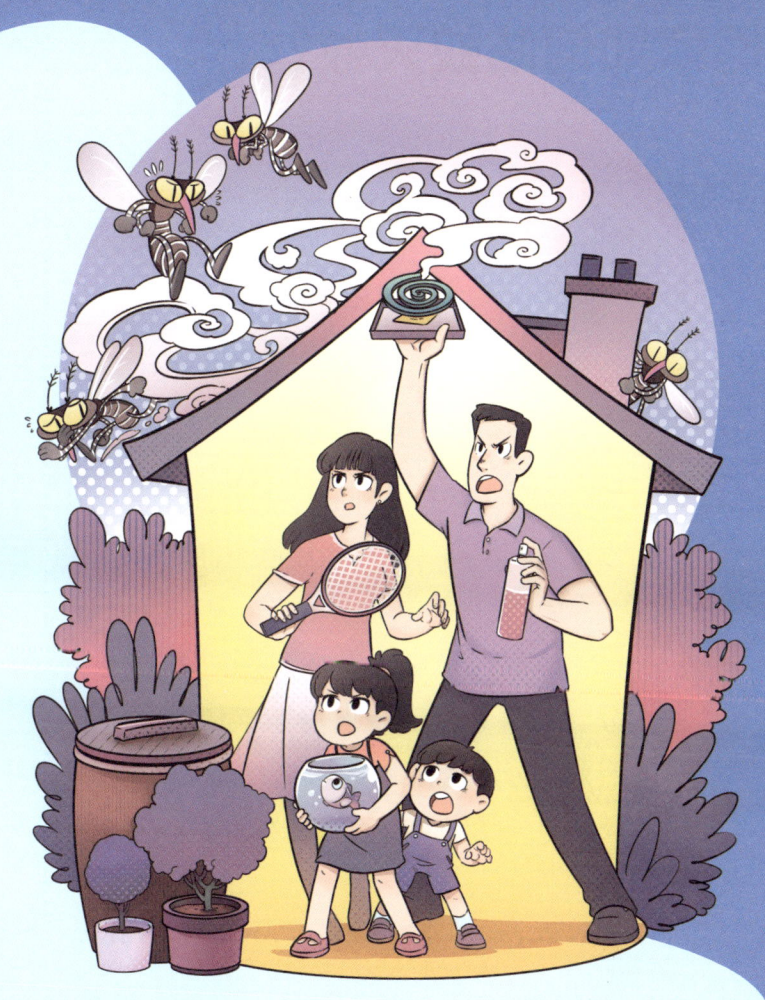

第一节
居家如何防蚊灭蚊？

一、居家有哪些防蚊手段？

1. 使用纱门纱窗或蚊帐

此种方式是物理隔离蚊子的有效手段，安全性高，对人和环境无害。

2. 使用防蚊环

防蚊环通常含有挥发性的驱蚊成分，如香茅油等。但由于手环中驱蚊有效成分浓度和含量不高，效果往往不佳，且持续时间有限。虽然防蚊手环相对安全，但仍需注意过敏反应。对于儿童，使用前应进行皮肤测试。

二、居家有哪些灭蚊手段？

1. 使用电蚊拍

电蚊拍通过高压电网击杀蚊虫，效果直接且迅速，适合家庭日常使用。

2. 使用蚊香/电蚊香

蚊香通过燃烧或加热释放驱蚊成分，如菊酯类化合物。由于这类产品会产生气味，尤其是蚊香燃烧会产生烟雾，建议在无人的密闭房间内使用一段时间，通风后，人再进入房间。

3. 使用气雾剂

使用前，应先把食物、水源、碗柜等密闭或遮盖，避免污染。气雾剂可直接对准蚊虫喷射，也可以关闭门窗，将气雾剂喷头向上45°角向房间各方向喷射10～15秒，使房间内充满药雾，施药人员迅速离开房间。气雾剂作用约20分钟，打开门窗充分通风后，人方可进入。

4. 使用灭蚊灯（光诱灭蚊）

多项研究表明，使用灭蚊灯的效果有限。1982

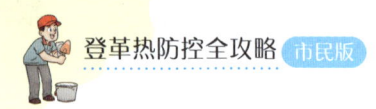

年，美国圣母大学研究者在蚊虫较多的家庭后院放置灭蚊灯，一晚平均捕获3000多只虫子，但其中只有3%是吸血蚊虫，且紫外灯吸引更多蚊子来到后院，连续使用11天后仍无法减少房主被叮咬次数。央视财经频道《消费主张》栏目曾验证过灭蚊灯的有效性，在测试玻璃房内，市售主流品牌灭蚊灯对蚊虫的24小时平均捕获率仅约为5%，显著低于传统物理防蚊手段。

5. 使用激光灭蚊/CO_2诱蚊

激光灭蚊是利用激光束定位并击杀蚊虫，CO_2诱蚊则是通过模拟人体呼出的二氧化碳吸引蚊虫。目前这两种技术应用在家庭灭蚊中尚不成熟。

三、常见的蚊虫驱避剂有哪些？

目前常见对蚊虫有明确驱避效果的驱避剂成分有四种，分别为：避蚊胺、派卡瑞丁、驱蚊酯以及精油类（如柠檬桉）。四种蚊虫驱避剂成分各有其独特的作用机制和优缺点。在使用时，应根据个人需求和实际情况进行选择。

1. 避蚊胺（DEET）

可有效驱避多种节肢动物，包括蜱、苍蝇、蚊子等。市面在售的产品的DEET浓度范围不等，有效期一般在6～12小时，浓度越高保护效果越好，但高于50%的浓度不会增加保护时间。只有当DEET浓度为10%或更低时，才可将含DEET的产品用于2～12岁的儿童，并且每天使用该蚊虫驱避剂的次数不得超过2次，2岁以下儿童每天使用蚊虫驱避剂的次数不得超过1次，任何浓度的含DEET产品都不应用于6个月以下的婴儿。

2. 派卡瑞丁（Picaridin，又名KBR3023）

对各种节肢动物（如蚊子、蜱虫、蚋、苍蝇和跳蚤）具有广泛的驱避功效，并且几乎无色无味，被认为是比"避蚊胺"更加安全的驱蚊成分。通常使用浓度为20%。

3. 驱蚊酯（BAAPE，又名IR3535）

可有效驱除多种昆虫，如蚊子、蠓、蜱和头虱。它对伊蚊和库蚊的驱除效果与DEET相当，但对按蚊的驱除效果可能不如DEET。驱蚊酯对皮肤和黏膜没有毒副作用，也不会渗透进皮肤，但保护时间较短，对某些蚊种仅有3.8小时有效性。

4. 精油类驱蚊剂

精油类驱蚊剂的作用机制主要为其独特的芳香气味会引发蚊虫的厌恶反应，从而对蚊虫产生驱避作用。不建议用于3岁以下儿童。

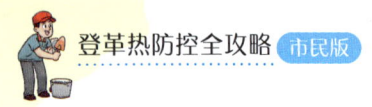

四、被蚊虫叮咬后如何减轻瘙痒感？

1. 用小苏打、淡盐水涂抹或冲洗。碱性物质可起到中和作用从而达到止痒效果，用淡盐水涂抹或冲洗被蚊子叮咬处也可祛痛止痒。

2. 冷敷止痒。用毛巾包裹冰块或者用浸过冷水的毛巾敷在叮咬处，通过低温收缩血管减轻瘙痒和肿胀。

3. 药物止痒。

（1）如需快速缓解症状，可咨询专科医生，遵医嘱口服抗组胺类药物。

（2）外涂林可霉素利多卡因凝胶，其中的利多卡因成分可缓解瘙痒，林可霉素成分可防止继发感染。

（3）外涂激素类外用药如地奈德乳膏、糠酸莫米松乳膏等，可缓解局部炎症。

（4）外用中成药如丹皮酚可快速缓解瘙痒，还可以通过涂抹花露水、清凉油、青草膏等方式缓解瘙痒。

第二节
户外如何防蚊？

一、避开蚊虫活跃时段

夏季清晨和傍晚是蚊虫活跃高峰期，尤其是傍晚。建议尽量减少此时段外出。如要外出，尽量穿浅色长袖长裤，避免过多皮肤暴露并备好驱蚊用品。

二、避开蚊虫栖息场所

伊蚊在室外主要栖息在房前屋后植

被茂密、阴暗避风且有积水的地方。所以，在室外应尽量避免在树荫、草丛或其他蚊虫习惯栖息的阴暗潮湿处逗留过久。

三、巧选衣物减少蚊虫叮咬

颜色：浅色衣物更不易招蚊。
款式：长袖长裤，减少皮肤暴露。

四、合理使用驱蚊剂

选购含有避蚊胺、派卡瑞丁、驱蚊酯等经过验证的驱避剂成分的产品。按说明书用法涂抹于暴露皮肤，特别是脚踝、手腕等部位，需定时补涂。

五、低温是否可以降低成蚊的活跃度？

蚊虫进行叮咬活动的最低温度为15℃，最低活动温度约为10℃。因此，在室内仅靠空调降温来促使蚊虫停止叮咬不太现实。

第五章
出现病例后怎么办

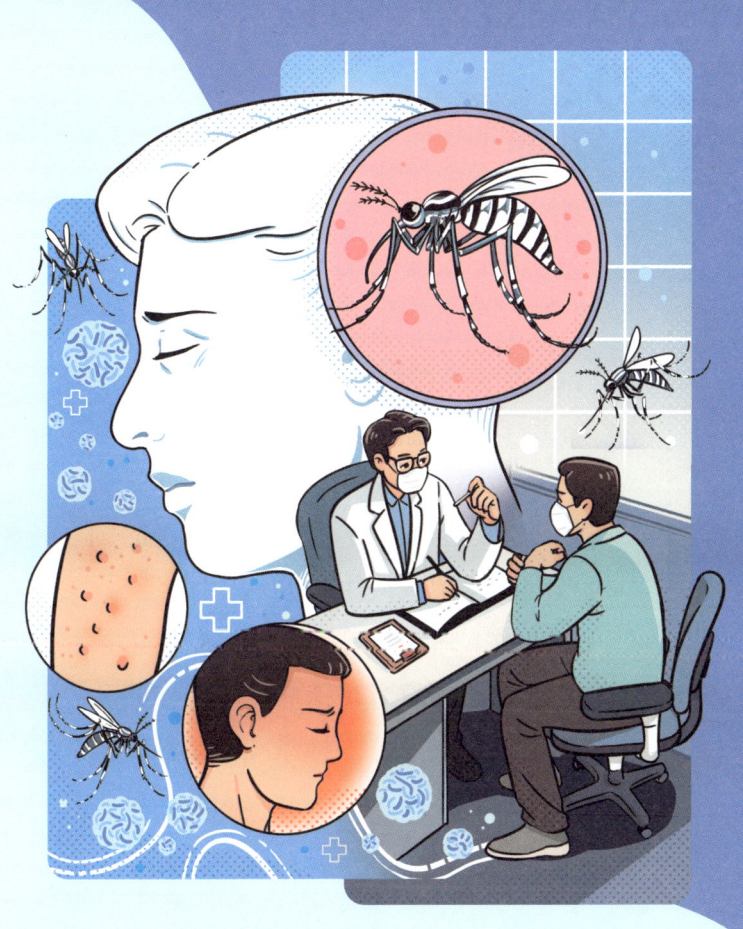

第一节 怀疑感染登革病毒怎么办?

一、什么情况下自己可能感染了登革病毒？

如果过去2周曾在登革热流行的国家或地区逗留，或生活或活动区域（社区、街道、城市）有登革热疫情发生，当突发高热（有时可达39℃），同时伴有以下症状之一：①较剧烈的头痛、眼眶痛、全身肌肉痛、骨骼痛和关节痛；

②明显疲乏;③厌食、恶心、呕吐等;④皮疹或面部、颈部、胸部潮红。应考虑可能感染登革病毒。

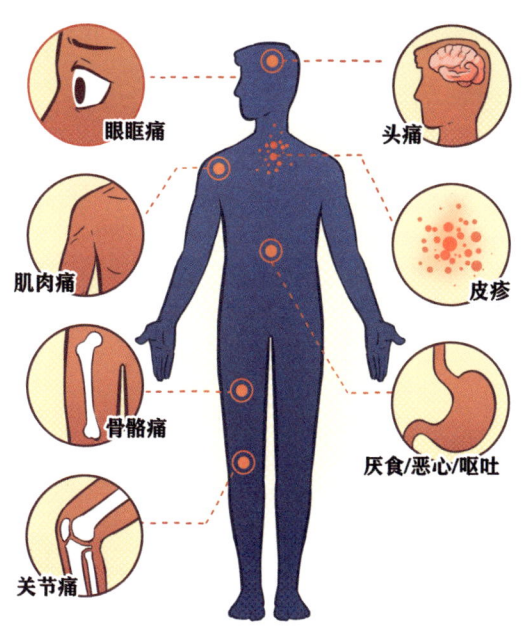

二、怀疑感染了登革病毒后怎么办?

一旦怀疑自己有感染登革病毒的可能,应立即做好防蚊措施,尽快到医院就诊,并主动告知医生近2周曾在有登革热报告的地区逗留,配合开展登革热相关检测,以尽快明确诊断并得到诊治,避免因延误治

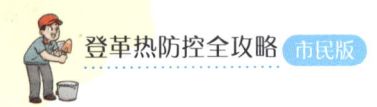

疗导致病情加重，或通过蚊虫叮咬而传染给家人。另外，如果怀疑感染登革病毒，且出现发热症状时，不要乱吃药，尤其是避免使用布洛芬和阿司匹林等非甾体抗炎药物，此类药物可能会抑制血小板的凝血功能，增加出血风险，进而诱发登革热重症（如登革出血热），导致器官衰竭甚至死亡。

登革热没有特异性治疗方法。重点是治疗疼痛症状。大多数轻症登革热患者可以在家中对症治疗，常用对乙酰氨基酚（扑热息痛）控制疼痛。

重症登革热患者需要住院治疗。

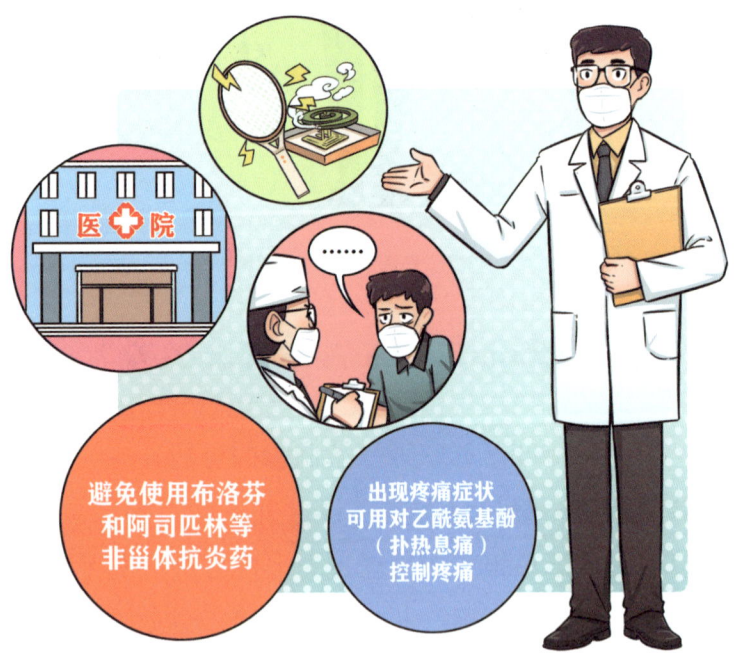

三、如果在国/境外或外省区市出现登革热可疑症状怎么办？

如果在国/境外或外省区市逗留期间出现登革热可疑症状，需及时到就近医疗机构就诊。如果未在当地就诊或已确诊登革热且处于病毒血症期（发病前1天到发病后5天），其间返穗或长途旅行应尤为注意防蚊，抵达目的地后尽快就诊，否则将可能在居住的社区内引起传播。

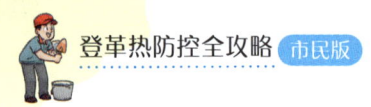

第二节
家里有人感染登革病毒怎么办？

一、感染者配合做好住院或居家防蚊隔离

登革热感染者通常在发病前1天至发病后的5天内具有传染性，即使是隐性感染者，也仍可成为传染源，所以在自己或家人感染登革病毒后，应遵循医生或社区工作人员的指导，做好住院或居家防蚊隔离，包括使用蚊帐、安装纱

门纱窗、穿长袖衣裤、喷洒蚊虫驱避剂等措施，减少不必要外出活动。

二、家中其他人员做好自我健康监测

家中有人确认感染登革病毒后，其他人员应做好自我健康监测。自感染者有效防蚊隔离后的24天内，家中其他人需每日关注是否出现发热、头痛、肌肉骨关节痛、皮疹等登革热相关症状。一旦出现相关症状，应做好防蚊措施，尽快就医，并告知医生家人感染登革热的情况。如果近期有国外或国内其他城市工作或旅游史，需主动告知医生，配合开展登革热相关检测，避免延误病情。

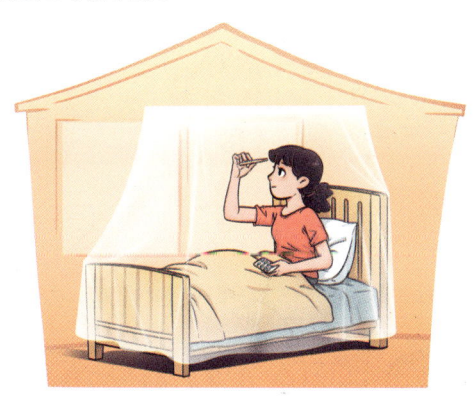

在感染者有效防蚊隔离后的24天内，家中其他人每日进行自我健康监测

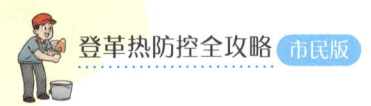

三、做好居家防蚊灭蚊措施和蚊虫孳生地（积水）清理

家中若出现登革热感染者，此时居家或周边的成蚊伊蚊或生活在积水中的卵、幼虫或蛹可能携带登革病毒。若未及时杀灭成蚊和清理其孳生地，周边其他人员有被带毒的成蚊叮咬而感染的可能。因此，为避免疫情进一步传播，应配合社区或疾控工作人员做好居家的应急灭蚊、防蚊工作，同时，主动翻盆倒罐，全方位做好积水清理工作。

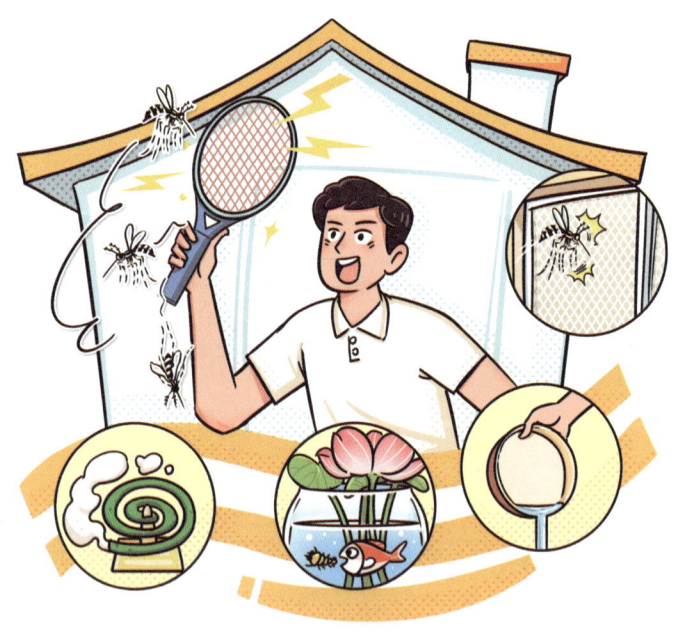

四、配合社区做好其他工作

出现登革热患者时,社区或疾控工作人员会对病例开展流行病学调查(电话或面对面)、共同暴露者和密切接触者随访,并入户或到病例工作地点、其他有感染或传播风险的地点开展应急灭蚊、孳生地清理、病例搜索(询问其他人员近期健康状况)、健康教育等工作,有时还会根据风险研判结果对其家人或其他人员开展应急检测(如抽血排查登革热感染情况)。在工作人员上门工作或电话问询时,应积极配合。

患者应把发病前1天至发病后的5天内(病毒血症期)的情况主动告知社区或疾控工作人员,包括去过的地方、接触过的人,并且主动提醒接触过的人做好灭蚊、防蚊措施。

患者的其他家人,如有意愿,可到医院检测,可以尽早发现轻症或者隐性感染者。

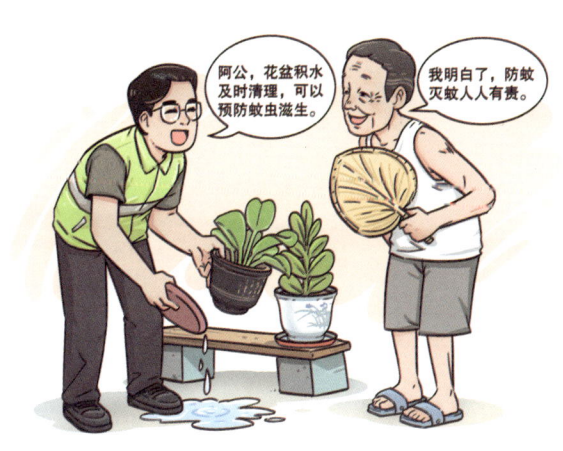

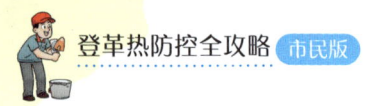
登革热防控全攻略 市民版

第三节
社区出现登革热患者怎么办？

一、我国登革热防控模式

我国登革热防控主要采取政府主导的以"媒介控制、病例管理、群众广泛参与"为主的综合防控措施。社区是登革热预防控制的关键单元，街道办/镇政府（社区居委）与社会组织是预防控制的关键力量。社区登革热预防控制参与者涉及街道办/镇政府（社区居委）、部门（卫生健康、城市管理、生态环境、园林、住建、教育、宣传等）、单位（如机关事业单位、社会组织、业主经营单元）、个人（如居民家庭及其成员），各方需要齐心协力，共同应对疫情，仅依靠单一系统人员无法有效控制登革热。

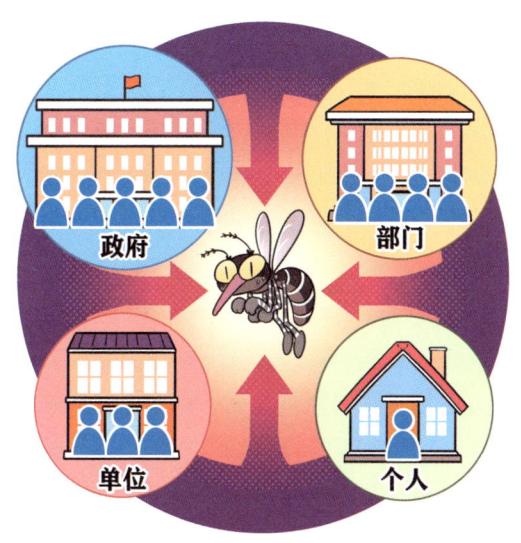

二、社区出现登革热患者后会开展哪些现场工作？

社区出现登革热患者后，社区及疾控工作人员会迅速对病例及其住所开展现场调查，并采取控制措施，同时也会根据调查研判，对有感染和传播风险的区域（常为病例住所、工作地点周边）组织开展多轮次、全覆盖式的紧急成蚊杀灭、外环境孳生地清理、入户调查（包括协助居民完成清除室内蚊媒孳生地、初步病例搜索、健康宣教）、基于社区的宣传教育、群众性爱国卫生运动等。

为动态评估登革热防控措施效果及疫情传播风险，还会组织专业人员开展多轮次的蚊媒密度监测，包括在户外开展的成蚊密度、标准间指数、诱蚊诱卵器指数监测，以及进入居民户开展的布雷图指数监测等。

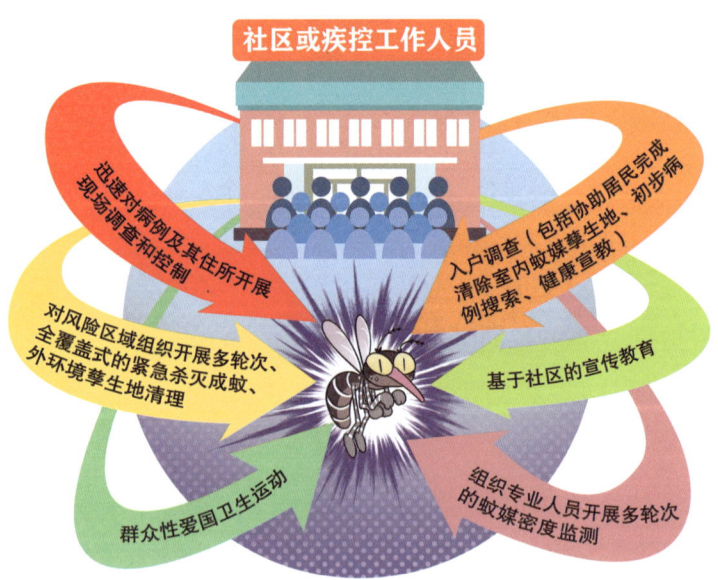

三、社区出现登革热患者后应该怎么做？

登革热疫情防控中，社区出现登革热患者后，居民需要配合社区或疾控工作人员做好入户调查（因动态评估需求，可能会有多次入户），积极响应社区号召，参与到社区的爱国卫生运动中，做好室内外防蚊灭蚊、孳生地清理等环境整治工作。

同时，要做好自我健康监测，一旦出现登革热相关症状，应立即做好防蚊措施，尽快就医，并告知医生居住社区有人感染登革热的情况。

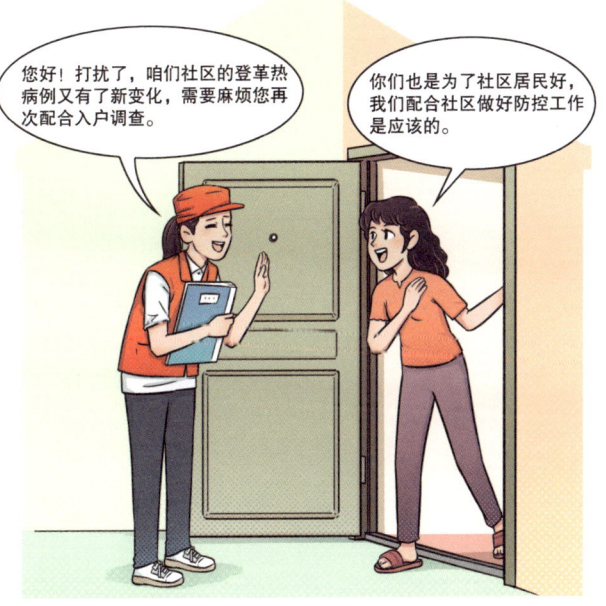